LES

PRÉTENDUES LOIS GÉNÉRALES

DES

MALADIES VIRULENTES.

Par M. André Sanson.

———

(Mémoire lu à l'Académie impériale de médecine dans la séance
du 24 mai 1864.)

LES

PRÉTENDUES LOIS GÉNÉRALES

DES

MALADIES VIRULENTES.

Par M. André Sanson.

(Mémoire lu à l'Académie impériale de medecine dans la séance
du 24 mai 1864.

Dans plusieurs discussions, au sein de cette Académie, il a été produit à diverses reprises des propositions relatives aux maladies virulentes, qui paraissent être l'expression des opinions les plus généralement admises parmi les médecins.

Ces propositions contiendraient, d'après leurs auteurs, la formule
de lois pathologiques indiscutables. Elles sont considérées comme des
vérités fondamentales ; et il a semblé étrange que les vétérinaires qui
ont l'honneur de siéger dans cette enceinte ne fussent pas disposés à
les tenir pour évidentes. Les plus bienveillants en ont conclu que la
science vétérinaire, apparemment, n'avait pu s'élever encore jusqu'à ia
hauteur des idées générales, et qu'elle n'avait pas dépassé cette
période dans laquelle les sciences enregistrent seulement des faits.

La vérité est, je demande la permission de le dire, que les conditions
dans lesquelles les vétérinaires observent, les mettent naturellement en
garde contre un écueil que les médecins n'ont peut-être pas suffisamment évité.

Bornant leurs investigations pathologiques à une seule espéce, les
médecins n'hésitent point assez, paraît-il, à prendre pour des lois de
la pathologie générale les phénomènes plus ou moins constants de
l'état morbide de l'homme. Les vétérinaires, au contraire, conduits
nécessairement aux études comparatives par la multiplicité des objets

de leurs observations, voient se restreindre de plus en plus le domaine des prétendus principes, à mesure qu'ils soumettent ces derniers au contrôle d'un plus grand nombre de faits.

La vraie pathologie générale, la vraie philosophie médicale, — s'il y en a une, — c'est la pathologie comparée. La médecine attend encore sous ce rapport un progrès depuis longtemps accompli par la physiologie. De même que celle-ci, pour établir les lois du fonctionnement normal de l'organisme, ne s'en tient plus à l'observation exclusive de l'homme, ou à de pures conceptions de l'esprit ; de même il est nécessaire, pour constituer définitivement la pathologie générale, que l'on vérifie bon nombre de ses lois actuelles par l'observation des animaux.

Si jamais on pousse à fond un pareil travail, ce qu'il faut bien espérer, on sera surpris de voir jusqu'à quel point les faits qui paraissent être constants, lorsqu'on se borne à les observer sur l'homme, prennent souvent le caractère de l'exception, dès qu'on les envisage par rapport à l'animalité.

Je me propose seulement d'appeler l'attention de l'Académie sur ce grave sujet, par quelques exemples tirés de la pathologie comparée ; et pour n'invoquer que des faits bien simples et bien précis, nous nous en tiendrons à quelques-uns des caractères fondamentaux des maladies virulentes ou contagieuses.

Commençons par le typhus.

Une des vérités qui semblent les mieux acquises à la pathogénie, est celle relative au mode de développement des affections typhiques des armées. Partout où se trouvent réunies les conditions d'encombrement, de fatigues et de privations, on est à peu près certain de voir apparaître le typhus des camps.

Cette loi de la pathologie de l'homme, qui a fait considérer l'ensemble des dites conditions comme la cause spécifique du typhus, ne se vérifie point complétement, lorsqu'on l'applique aux espèces animales placées dans les mêmes conditions. Le typhus s'est plusieurs fois déclaré, il est vrai, sur l'espèce bovine, dans les parcs d'approvisionnement qui suivent les grandes armées ; mais il résulte des recherches persévérantes de M. Renault, poursuivies avec cette rigueur d'analyse que savait apporter le savant vétérinaire dans toutes les études auxquelles il se livrait, que le typhus n'est jamais apparu spontanément, jusqu'à présent, que sur les bœufs d'une race particulière, celle des steppes de la Russie méridionale et de la Hongrie. La terrible épizootie qui, à différentes époques de notre histoire, a causé tant de ravages, n'a jamais sévi sur les autres races bovines qu'après leur avoir été communiquée par la contagion.

Spécifiques pour l'homme, sans distinction de race, les conditions dont nous parlions tout à l'heure ne le sont donc plus pour l'espèce bovine. Sur la race des steppes seule, elles produisent le typhus; pour les autres, leur influence se traduit différemment.

Est-ce l'observation qui est ici en défaut ? ou n'est-ce pas plutôt la loi ? Provisoirement au moins, il faut s'en tenir à l'observation, car c'est elle qui doit précéder la loi. Tant qu'on n'aura pas vu le typhus se développer spontanément sur les bœufs d'une race quelconque, autre que celle des steppes, placés dans les conditions où il se montre sur celle-ci, l'on sera fondé à ne point considérer comme spécifique la cause dont il s'agit.

Il en sera de même au sujet des autres espèces animales, qui, dans le même cas, ne sont pas davantage soumises à la loi.

Voilà un premier fait, de nature à montrer qu'une affection qui, d'ailleurs, se caractérise par des symptômes et des lésions identiques, chez les diverses espèces que nous observons, — y compris l'homme, — présente dans sa pathogénie des différences essentielles.

Le nombre est grand des maladies qui nous offrent de semblables arguments.

Il existe chez le mouton une affection éruptive, en apparence identique sous tous les rapports avec la variole de l'homme. Marche générale de la maladie, périodes d'évolution, caractères anatomiques des pustules, virulence du liquide sécrété par celles-ci : rien ne diffère. L'éruption des pustules claveleuses est confluente ou discrète comme celle des pustules varioliques. Ces pustules sont ombiliquées dans les deux cas. Leur évolution comporte également les phases de suppuration et de desquamation. En somme, quant aux symptômes et aux lésions, la clavelée et la variole sont parfaitement semblables.

Cependant la clavelée, qui se transmet exactement dans son espèce; la clavelée, qui se communique à peu près infailliblement au mouton par inoculation et par contagion, comme la variole pour l'homme; la clavelée ne se peut transmettre ni aux autres animaux, ni à l'homme, pas plus que la variole ne se transmet au mouton.

La clavelée et la variole, identiques par leurs symptômes, leur marche, leurs lésions, sont donc essentiellement différentes quant à la qualité de leur liquide virulent, puisque celui-ci ne peut pas agir indifféremment sur l'une ou l'autre des deux espèces qui sont atteintes par ces deux maladies.

A quoi tient la différence? On ne sait; mais il est bien certain que, d'après les lois de la pathologie générale déduites seulement de l'observation de l'homme, on ne croirait point devoir l'admettre. Il faut pourtant s'incliner devant les résultats de l'observation.

Autre phénomène du même genre :

On a observé depuis longtemps en Allemagne, en Russie, en Afrique, et dans ces dernières années en France, notamment dans la plaine de Tarbes, une singulière maladie de l'espèce chevaline, à laquelle on a donné le nom de *maladie du coït*, parce qu'elle se transmet de l'étalon à la jument, et réciproquement, dans la copulation.

A la seule annonce de ce fait, la première pensée qui vient à l'esprit des médecins imbus des prétendues lois de la pathologie générale, — je m'en suis convaincu bien des fois personnellement, — c'est que cette maladie du coït doit nécessairement avoir, au moins, une grande analogie avec la syphilis.

Eh bien! une étude comparative et compétente de la maladie du coït et de la syphilis démontre qu'il n'existe entre elles d'autre analogie que celle de la voie par laquelle ces deux maladies se transmettent. Il faut toutefois, même à cet égard, faire la remarque importante et bien imprévue sans doute, qu'au contraire de la syphilis, la maladie du coït ne se peut contracter que dans l'acte; jamais encore l'inoculation artificielle du liquide vaginal ne l'a transmise.

La maladie du coït a une marche lente et insidieuse, qui conduit fatalement au marasme et à la mort par une sorte de cachexie ou de phthisie, souvent sans aucune lésion apparente. Si l'on observe sur les organes génitaux du mâle quelques altérations ayant une analogie fort éloignée avec les phénomènes secondaires de la syphilis, jamais on ne voit nulle part ni le chancre, ni le bubon caractéristiques, ni les altérations de la peau, ni celles du système osseux. Il n'y a non plus aucune parité à établir entre les deux maladies dans l'ordre de succession des accidents. Dans la maladie du coït, il n'y a ni accidents primitifs caractérisés, ni accidents secondaires, ni accidents tertiaires ; il y a, dès le début, des symptômes généraux de langueur, qui peuvent ou non s'accompagner de lésions apparentes du côté des organes génitaux, mais dont rien ne saurait entraver la marche. Ces symptômes sont quelquefois suivis de paraplégie. Enfin, dernier trait, le mercure hâte la mort des malades, au lieu d'être, comme pour la syphilis, le spécifique de la maladie.

Jamais le pus syphilitique, inoculé à un animal quelconque, n'a déterminé chez cet animal aucun acccident qui pût être considéré par un homme de bonne foi comme une manifestation de la syphilis.

La maladie du coït est exclusivement particulière à l'espèce chevaline. Elle affecte sur cette espèce une marche absolument spéciale, qui ne ressemble en rien à celle de la syphilis.

Ici encore, la loi tant invoquée de la spécificité des maladies virulentes est donc une fois de plus en défaut.

Voici maintenant une autre affection virulente et contagieuse, sévissant sur l'espèce bovine, et qui n'a d'analogie nulle part, si ce n'est seulement au point de vue de sa qualité de maladie éruptive et de l'immunité qu'elle procure aux sujets guéris, comme la variole et la clavelée. Je veux parler de la péripneumonie exsudative, dont nous nous occupons tant depuis que le docteur Willems a proposé de l'inoculer à titre de préservatif, il y a une douzaine d'années.

Cette affection se caractérise essentiellement par une exsudation plastique dans le tissu conjonctif interlobulaire du poumon, dont la disposition, chez le bœuf, est si remarquable, et aussi à la surface des plèvres. Elle commence par un mouvement fébrile plus ou moins intense, dont l'exsudation caractéristique est la conséquence. Et c'est ce fait, découvert par M. H. Bouley, qui a donné la raison de l'efficacité prophylactique de l'inoculation.

En inoculant, en effet, à l'extrémité inférieure de la queue d'un bœuf sain le liquide virulent exprimé de l'exsudation pulmonaire, on ne détermine point chez ce bœuf une exsudation semblable de tout point. Le phénomène se montre seulement à l'endroit de l'inoculation ; mais il s'y développe cependant avec ses caractères essentiels, à la suite d'une sorte d'incubation qui ne diffère en rien de celle qui précède, dans la marche naturelle de la maladie, l'exsudation pulmonaire ; absolument de même que la pustule vaccinale se développe, chez l'enfant, au point où la lancette a pénétré.

L'exsudation caractéristique se produit également dans le tissu conjonctif de toutes les autres régions où la matière virulente peut être insérée ; mais on concevra facilement qu'elle est d'autant moins bénigne que ce tissu s'y montre plus abondant. C'est à cause de cela que le bout de la queue a été choisi pour les inoculations prophylactiques.

Si le poumon est le siége de prédilection de l'affection développée naturellement, ce siége n'est pas, comme on le voit, nécessaire à sa manifestation. Il en est ainsi pour l'ordinaire, vraisemblablement parce que c'est par là que l'agent virulent s'introduit dans l'économie, en suivant la voie de l'air inspiré ; mais la maladie, communiquée par un autre point, se manifeste également en ce point choisi.

La péripneumonie exsudative des bêtes bovines a cela de commun avec les maladies contagieuses éruptives ; mais elle diffère par là même des autres maladies virulentes telles que la syphilis, la rage, la morve, le charbon, dont les manifestations ultérieures se montrent toujours au siége de leur prédilection, quel que soit le lieu d'insertion de la matière virulente.

Ce n'est à coup sûr point sous l'inspiration d'une loi pathologique quelconque que M. H. Bouley a été amené à trouver la raison d'un fait qui, avant lui, avait échappé à tous les observateurs. Il a découvert ce fait par l'observation attentive de la marche régulière de la maladie dont nous nous occupons, et par l'aptitude à discerner les phénomènes que donne seule à un très haut degré l'habitude de leur extrême variété. Il a observé la péripneumonie exsudative l'esprit dégagé de toute préoccupation d'analogie, et c'est grâce à cette situation qu'il a pu enrichir la science du progrès qu'elle a sur ce point accompli.

Que cela soit ou non d'accord avec les données admises de la pathologie générale, peu importe, sinon à la pathologie générale elle-même ; l'important, c'est que cela soit ainsi, parce que l'observation l'a démontré. Il appartient aux lois de se plier aux faits, non aux faits de se plier aux lois, quelque grandes et respectables que soient les autorités qui les ont établies.

Parlons maintenant de la rage.

S'il est au monde quelque chose qui soit établi, c'est que seule la salive de l'animal enragé possède des propriétés virulentes. Aucun autre liquide de l'économie, pas plus qu'aucun tissu, n'a jamais pu, par son contact, communiquer la maladie. Les expériences de M. Renault à cet égard, expériences variées de mille manières, ont élevé ce fait à la hauteur de la certitude.

Cette localisation n'est pas sans analogues dans la série des maladies dites virulentes. On voit dans plusieurs cas la virulence appartenir exclusivement à tel ou tel produit de sécrétion normale ou pathologique. Mais est-il permis, pour cela, d'en faire une loi, c'est-à-dire de conclure à cet égard de l'une à l'autre ? En aucune façon Dans la morve, dans le charbon, les propriétés virulentes sont disséminées dans toute l'économie. On peut inoculer ces deux maladies par la transfusion du sang ou par l'insertion d'un fragment de muscle sous la peau. C'est encore M. Renault, qui avait tant étudié les maladies virulentes des animaux, qui en a fourni la démonstration.

Comment concilier cette différence radicale avec la notion admise en médecine relativement aux virus et aux lois prétendues générales des maladies virulentes ? Comment la science peut-elle s'arranger de la présence de cet agent imaginaire que l'on appelle virus, et qui dans un cas ferait élection dans un liquide sécrété venant du sang, tandis que celui-ci ne le contiendrait pas, et dans l'autre serait, au contraire, répandu par le sang dans toute l'économie ? En vérité, l'on voit bien que la pathologie comparée ne s'accommode point de ces conceptions basées sur la seule observation de ce qui se passe chez l'homme.

Cela suffirait tout seul pour prouver combien il importe, en pathologie, de ne point conclure de l'homme aux animaux. Il n'est peut-être pas non plus toujours convenable de conclure des animaux à l'homme.

Je n'oserais l'affirmer. Mais si je devais m'en rapporter à mes études personnelles de pathologie comparée, je dirais que cette méthode semble dans tous les cas plus logique. Pour arriver plus facilement à la connaissance, l'esprit doit procéder toujours du simple au composé.

En passant en revue tout ce qui se rapporte particulièrement à la pathologie de la rage, nous trouverions plus d'une bonne raison à l'appui de cette dernière remarque. Je m'en tiendrai là cependant sur ce point, parce qu'il faut savoir se borner.

Qu'il me soit permis d'ajouter, toutefois, que si la pathologie générale était mieux fixée à cet égard, on ne verrait point des médecins instruits mettre en doute le développement spontané de la rage sur les espèces des genres *Felis* et *Canis*, et même jusqu'à l'existence des propriétés virulentes de la salive rabique, propriétés attestées non-seulement par l'observation de tous les jours, mais par d'innombrables expérimentations répétées sous toutes formes pendant vingt-cinq ans par M. Renault. On ne verrait point, en outre, ces médecins admettre que la rage puisse être chez l'homme la conséquence d'une morsure faite par un chien non enragé. Toutes questions que les vétérinaires s'étonnent à bon droit de voir mettre sérieusement en discussion.

Mais c'est à propos de la morve que se montre bien dans tout son jour le grave inconvénient sur lequel j'ai pour but d'appeler l'attention.

Malgré la grande estime qu'inspirent les opinions autorisées qui se sont produites dans cette enceinte, relativement aux caractères fondamentaux de l'affection farcino-morveuse chez le cheval, il est visible que les médecins, en général, ne peuvent accepter les faits sur lesquels ces opinions s'appuient, sans faire violence à leurs convictions.

Cela tient à un simple malentendu, causé par l'idée erronée que l'on s'est faite de la morve. Cette idée s'est produite plusieurs fois ici; elle a constamment dominé, du côté des médecins, la dernière discussion.

En invoquant dans cette occasion les lois de la pathologie générale. on a constamment raisonné comme si l'affection farcino-morveuse du cheval était une maladie épidémique: comme si c'était là une de ces maladies de cause générale, indépendante de l'individu, le plus souvent inconnue dans sa qualité. mais paraissant tenir à une constitution particulière de l'atmosphère et n'agir sur ce même individu qu'en raison du degré de résistance qu'il lui oppose.

C'est là l'erreur.

La morve du cheval n'est pas plus épidémique que la scrofule de l'homme, avec laquelle elle a plus d'une analogie symptomatologique. Comme celle-ci, elle se développe spontanément, sous l'influence d'un concours de circonstances hygiéniques parfaitement connues et appréciées. Ces circonstances sont, pour la morve, inhérentes à l'individu lui-même, et leur propre est d'engendrer dans son liquide sanguin, dans ses tissus, dans ses sécrétions physiologiques ou pathologiques, des propriétés virulentes qui leur donnent toutes les apparences d'un ferment.

Le caractère essentiel de ce ferment, dit virus morveux, est de se développer spontanément chez les espèces du genre *Equus*, comme le virus rabique apparaît chez celles des genres *Felis* et *Canis*, celui de la péripneumonie chez le bœuf. Jusqu'à présent, la morve du cheval n'a pu se communiquer qu'à l'homme; les matières virulentes ont toujours été impuissantes à la faire développer sur d'autres espèces, malgré de nombreuses expérimentations.

Développée chez le cheval par des modifications de la manière d'être de cet animal, modifications si bien connues qu'il est en notre pouvoir de la faire apparaître presque à coup sûr dans un groupe d'individus, en tout temps et en tout lieu, l'affection farcino-morveuse se propage ensuite à peu près infailliblement en vertu de ses propriétés virulentes. Autant de chevaux introduits dans le milieu contaminé, autant de victimes destinées à être atteintes, tant que, par le fait de l'intelligence dirigeante, les conditions favorables au développement de la morve n'auront pas été changées.

Permanence du phénomène étiologique, permanence du phénomène pathologique; de même que, dans certaines localités, la scrofule se perpétue comme les conditions d'habitation qui la font naître, et dont on néglige peut-être un peu trop l'influence au bénéfice de l'hérédité.

Sont-ce là les caractères d'une maladie épidémique?

On ne peut donc point trouver surprenant que la morve du cheval fasse exception aux lois qui semblent régir les maladies épidémiques de l'homme, celles-ci fussent-elles également virulentes ou contagieuses. La raison en est que la morve ne sévit jamais sous la forme d'une épidémie. Si elle frappe parfois de nombreux individus, dans un milieu déterminé, c'est que volontairement, et par ignorance ou tout autre motif, on a réuni dans ce milieu les conditions qui la font naître. Elle est toujours le fait de l'homme. Il ne dépend que de lui d'en prévenir l'apparition. Il suffit pour cela d'éloigner les circonstances bien connues sous l'influence desquelles a lieu la génération de l'élément morveux. La pratique vétérinaire est pleine de faits qui justifient cette assertion.

Pourrait-on citer une seule maladie épidémique qui fût dans ce cas?

Il y a dans cette unique considération un motif plus que suffisant pour faire cesser le malentendu dont je viens de parler.

Ce serait même une question digne d'examen, que celle de savoir si les lois invoquées s'appliquent bien à toutes les maladies épidémiques, contagieuses, virulentes, spécifiques ou autres. Nous trouverions peut-être dans l'étude comparée des diverses espèces, à ce point de vue, plus d'une infraction à ces lois. Mais, outre que cela nous entraînerait beaucoup trop loin, j'aurais lieu de redouter pour une pareille étude ma propre insuffisance. Je m'en tiendrai donc à un cadre plus restreint.

Bien que la morve ne puisse pas être rangée dans la classe des maladies épidémiques, il n'est pas impossible, cependant, que la gravité de ses manifestations, comme pour celles-là, soit subordonnée aux dispositions individuelles. Mais avant d'admettre la réalité d'un tel fait, en rapport, dit-on, avec les idées médicales, avec la méthode, avec la philosophie, les esprits rigoureux attendront sagement qu'elle ait été démontrée par l'observation. C'est là, si je ne me trompe, la première condition de toute philosophie, je devrais dire de toute science. Faire de la philosophie, de la méthode, le domaine des idées pures, des principes métaphysiques, indépendants de l'observation, c'est abuser des mots en les détournant de leur véritable sens.

Aucun fait bien constaté n'autorise jusqu'à présent à considérer comme réelles ces manifestations bénignes de l'affection farcino-morveuse, admises par quelques observateurs peu difficiles sur les preuves.

Rien, dans la symptomatologie de la morve, chez le cheval, ne peut donner une idée exacte de la gravité du mal. La moindre manifestation accessible à nos moyens d'investigation doit, d'après d'innombrables observations, commander un pronostic grave, aussi bien que l'ensemble de symptômes le plus complet. Il suffit que cette manifestation appartienne bien décidément à l'affection farcino-morveuse.

Trouverait-on, dans la pathologie de l'homme, rien de semblable à cela?

Et il faut prendre garde, à ce sujet, que, quant à la morve, les faits de la pathologie de l'homme diffèrent essentiellement de ceux de la pathologie des animaux. Chez le cheval, l'élément morveux s'engendre spontanément avec la plus grande facilité, ce qui n'a point lieu pour l'homme; du moins la science ne possède-t-elle encore aucun cas authentique de morve développée sur une personne qui n'aurait pas eu avec les chevaux des rapports directs ou indirects. On conçoit donc que les inoculations morveuses puissent, chez l'homme, suivre une autre marche que celle qui leur est propre chez le cheval.

Il me reste à présenter quelques remarques sur la pathologie du charbon. J'espère montrer, à ce propos encore, à quel point les médecins se sont trop hâtés de généraliser, de déduire des principes et de poser des lois, que l'observation complète de la maladie chez les espèces sur lesquelles elle sévit plus particulièrement ne sanctionne en aucune façon.

L'opinion la plus généralement admise, en médecine, sur les affections charbonneuses, c'est que, chez l'homme, le charbon est toujours une maladie primitivement locale, résultant nécessairement de l'inoculation d'une matière virulente empruntée aux animaux. Les auteurs se sont appliqués à établir des distinctions bien nettes, non-seulement entre la pustule maligne et l'anthrax, mais encore entre diverses variétés de pustules malignes, dont les caractères cliniques diffèrent sous quelques rapports. Si un certain nombre de médecins admettent l'existence de la fièvre charbonneuse et de ce qu'ils appellent avec les anciens auteurs vétérinaires, Chabert et Gilbert, entre autres, le charbon essentiel, ce nombre est encore bien petit. En tout cas, le fait est très-contesté. La pathologie classique le repousse : elle ne reconnaît que la

pustule maligne. Pour elle, pas de virus charbonneux directement inoculé, pas de maladie charbonneuse.

C'est encore là une loi, un *grand principe*, et l'on n'est pas bien sûr
qu'en considérant comme le plus ordinaire le développement spontané
du charbon chez les animaux, les vétérinaires ne se fassent point
illusion.

La loi des maladies virulentes que l'on dit être spécifiques, c'est
qu'elles aient pour unique cause un virus, un agent également spécifique. On ne se demande pas ce que c'est que cet être de raison que
l'on appelle virus. C'est, dit-on, un mystère. Je le veux bien ; mais les
mystères de la pathologie, ainsi que bien d'autres, ont ceci de particu-
lier, qu'ils nous imposent le devoir de les pénétrer. J'ose ajouter que
le prétendu virus charbonneux n'a plus rien de mystérieux pour nous.

En effet, s'il peut être douteux encore que la pathogénie des maladies virulentes, en général, dépende uniquement de l'étude des fer-
mentations, bien que les matières à l'aide desquelles ces maladies se
transmettent agissent absolument à la manière des ferments ; si, faute
d'avoir pu suffisamment étudier les propriétés propres à ces matières,
nous sommes provisoirement obligés de nous en tenir à l'observation
de leurs effets ; nous sommes, pour ce qui concerne les maladies charbonneuses, plus avancés.

Les phénomènes si divers par leur intensité qui se manifestent dans
le groupe d'affections dont la fièvre charbonneuse, — le sang de rate,
— est le terme le plus élevé, ne nous échappent plus ; nous savons que
ces phénomènes sont dus à l'une des mieux connues, parmi les fermen-
tations dont la matière organisée puisse être l'objet. Il nous est démontré expérimentalement que les symptômes des affections dites charbonneuses ont pour point de départ l'altération septique du sang, modifi-
cation chimique complexe comme la composition même du liquide qui
en est le siége, mais aussi bien appréciée quant aux réactions qui la pro-
voquent que quant aux produits auxquels ces réactions donnent lieu.

Il suffit, pour en être convaincu, de savoir qu'il n'existe aucune différence essentielle, chez les animaux, entre la fièvre charbonneuse et
la résorption septique qui est la conséquence d'une gangrène trauma-
tique, ou encore de l'inoculation du sang en voie de putréfaction. Seu-

lement, l'altération septique de l'économie est spontanée et primitive
dans un cas ; elle est consécutive dans l'autre.

Il n'entre pas dans le plan que je me suis tracé de faire ici l'histoire
symptomatologique des affections charbonneuses. Cette histoire a été
consignée, du reste, dans la monographie si complète du charbon que
MM. Renault et Reynal ont écrite dans le tome III du *Nouveau diction-
naire pratique de médecine, de chirurgie et d'hygiène vétérinaires.*
Pour la thèse que je soutiens, l'important est de montrer que, contrai-
rement aux idées reçues en médecine, les affections dont nous nous occupons n'ont rien de spécifique ni de mystérieux. Elles appartiennent
à une grande famille de maladies générales, très-variables quant à leurs
manifestations, mais identiques dans les caractères du phénomène pri-
mitif qui les provoque, sinon dans son intensité, qui comporte, ainsi
que les chimistes le savent, une multitude de degrés.

« Ces affections variées, disent à propos du diagnostic différentiel les
auteurs que je viens de nommer, et en parlant des tumeurs de la forme
bénigne, ces affections sont comme le trait d'union entre toutes ces
maladies protéiformes, qui consistent dans une altération du liquide
circulatoire, et qu'on désigne sous le nom générique de *maladies de
sang, maladies putrides, maladies gangréneuses typhoïdes.* »

Il y a loin, comme on voit, de cette conception du charbon, inspirée
aux vétérinaires par l'observation de ses manifestations sur les différentes espèces d'animaux domestiques, à celle admise par les médecins,
en vertu de laquelle on fait au charbon, c'est-à-dire à la pustule maligne, une place bien nette et bien tranchée dans le cadre nosologique.

C'est à savoir s'il n'y aurait pas plutôt lieu de vérifier le bien-fondé
des opinions classiques de la pathologie humaine par le contrôle des
faits acquis à celle des animaux, que d'imposer à celle-ci les lois de la
première.

Toujours est-il que si j'ose, pour ma part, comparer les cas de fièvre
pernicieuse que j'ai pu observer dans la Saintonge et dans la Brie, —
et sur moi-même, — à ceux de fièvre charbonneuse si communs dans
les deux provinces où le charbon est endémique, je ne puis apercevoir
d'autres différences que celles produites nécessairement par la diver-
sité des espèces, non par les caractères fondamentaux des manifesta-

tions pathologiques. Il me paraît que l'idée nosologique seule peut empêcher de découvrir l'identité phénoménale des deux affections.

Ici, il n'y a pas seulement identité parfaite des phénomènes pathologiques, il y a encore identité d'étiologie. Et les gradations de l'influence paludéenne, miasmatique ou septique, s'observent aussi bien sur l'homme que sur les animaux, où cette influence infectueuse se manifeste par une série d'altérations dont le dernier terme est la fièvre charbonneuse qui tue par un seul accès.

Dans tous les lieux où se trouvent réunies les conditions d'infection septique, de fermentation putride, favorisées par les circonstances météorologiques propres à hâter la décomposition des matières organiques ou organisées, vivantes ou non, le charbon apparaît sur le bétail. C'est là un fait que les vétérinaires de tous les pays ont mis hors de contestation.

Il n'est pas plus contestable que bien des fois la fièvre charbonneuse a tué des bœufs gras soumis à des marches forcées pendant les chaleurs de l'été, et que l'affection s'est communiquée aux hommes qui les ont dépecés.

Les exemples ne sont pas rares non plus de pustules malignes ou d'accidents charbonneux mortels causés par l'inoculation de matières provenant, non pas d'animaux ayant succombé au charbon, mais seulement de cadavres en voie de putréfaction.

Il faut donc renoncer à cette entité spécifique que l'on appelle le virus charbonneux. Il est démontré maintenant que les effets attribués à ce prétendu virus sont purement et simplement ceux de la fermentation putride. On peut produire à volonté les symptômes du charbon, rien qu'en inoculant un fragment de muscle ou un caillot de sang provenant de l'animal le plus sain, à la seule condition que l'un et l'autre soient suffisamment en voie de putréfaction. Ces matières ne sont pas, ainsi qu'on le croit encore pour toutes les autres maladies dites virulentes, le véhicule d'un agent mystérieux ; elles agissent en vertu de propriétés qui leur sont propres, et dont les caractères nous sont aussi bien connus que les circonstances qui favorisent leur développement.

Si je ne m'abuse, j'ai montré par les considérations qui précèdent que les principales maladies virulentes des animaux n'entreraient pas facilement dans les cadres nosographiques tracés d'après l'observation exclusive de celles de l'homme. Je crois avoir établi que les phénomènes qui caractérisent ces maladies sont le plus souvent en contradiction avec les lois pathologiques admises par le plus grand nombre des médecins. Cela étant, il me paraît devoir en résulter que ces lois sont au moins sujettes à révision, s'il est vrai, comme je l'ai dit en commençant, que la véritable pathologie générale doive être basée sur la pathologie comparée, de même que la physiologie s'éclaire de l'étude de tous les êtres organisés.

En tout cas, et c'est par là que je conclus, on s'expose aux plus graves erreurs en voulant imposer à la pathologie vétérinaire les lois morbides particulières à l'organisation humaine, quelque fondées qu'elles puissent paraître d'ailleurs.

Cette façon de procéder est manifestement contraire à la méthode scientifique, que l'on invoque en sa faveur, et les faits ne peuvent que la condamner.

35383   Paris. — Typographie de RENOU et MAULDE, rue de Rivoli, 144.

www.ingramcontent.com/pod-product-compliance
Lightning Source LLC
LaVergne TN
LVHW011055050726
842519LV00004B/1641